SUR UN

LITHOTRITEUR

COURBE.

OUVRAGES DU MÊME AUTEUR:

Tʀᴀɪᴛᴇ́ des rétentions d'urine et des maladies qu'elles produisent;
vol. de 640 pages in-8°, avec 10 planches in-fol.

Oʙsᴇʀᴠᴀᴛɪᴏɴs de lithotritie, suivies de quelques réflexions; com-
muniquées à l'Académie de médecine.

Rᴇᴄʜᴇʀᴄʜᴇs expérimentales sur l'absorption intestinale, commu-
niquées à l'Académie des sciences.

Exᴘᴇ́ʀɪᴇɴᴄᴇs sur divers points de physiologie et de pathologie;
recueil de notes lues à l'Académie de médecine.

Mᴇ́ᴍᴏɪʀᴇ sur les altérations du sang, lu à l'Académie des sciences.

Nᴏᴛᴇ sur un moyen d'éclairer l'urèthre et la vessie, de manière à
voir dans leur intérieur, lue à l'Académie des sciences.

Mᴇ́ᴍᴏɪʀᴇ sur la cautérisation des rétrécissemens organiques de l'u-
rèthre, présenté à l'Académie des sciences.

Nᴏᴛᴇ sur un porte-caustique propre à appliquer le nitrate d'argent
à toute profondeur dans l'urèthre, et à l'y faire agir avec préci-
sion sur un ou plusieurs points et même circulairement, lue à
l'Académie de médecine.

Mᴇ́ᴍᴏɪʀᴇ sur un instrument avec lequel on incise les rétrécissemens
organiques de l'urèthre sans s'exposer à léser les parties saines
de ce canal, communiqué à l'Académie de médecine.

SUR UN

LITHOTRITEUR

COURBE, FORT SIMPLE,

ET SUR UNE MODIFICATION

DU

BRISE-PIERRE

DE M. JACOBSON;

PAR M. SÉGALAS,

MEMBRE DE L'ACADÉMIE ROYALE DE MÉDECINE.

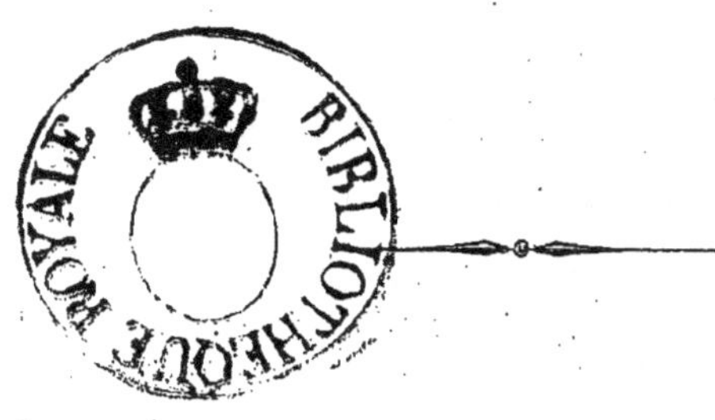

IMPRIMERIE DE LACHEVARDIERE,
RUE DU COLOMBIER, N° 30.
AVRIL 1833.

SUR UN

LITHOTRITEUR

COURBE (1).

Tous les hommes livrés à la pratique de la lithotritie savent que, si, dans la plupart des cas, le canal de l'urèthre se prête sans effort à l'introduction des instrumens droits, le contraire a lieu quelquefois, c'est-à-dire, qu'il y a des malades chez lesquels l'introduction de ces instrumens est très difficile, ou même impossible. Aussi cherche-t-on depuis long-temps à fabriquer des instrumens applica-bles dans ces cas exceptionnels, et en ai-je

(1) Cette note a été lue à l'Académie royale de Méde-cine, le 9 avril 1833.

proposé moi-même un, l'année dernière.

Ces instrumens sont de trois ordres : les uns agissent en écrasant, comme le brise-pierre de M. Jacobson; les autres, en frappant, comme le percuteur courbe de M. Heurteloup; et les derniers, en perforant : tels sont le lithotriteur courbe de M. Pravas, celui de M. Leroy et le mien.

Mais l'instrument de M. Jacobson n'est applicable qu'à des pierres de petites dimensions; celui de M. Heurteloup ne paraît l'être non plus qu'à des pierres qui offrent certaines conditions; les instrumens qui perforent, le mien y compris, sont compliqués, et par conséquent d'une construction et d'une application plus ou moins difficiles. C'est la raison pour laquelle j'ai pensé devoir en faire établir un nouveau. Voici celui auquel je me suis arrêté.

Il est tout aussi simple que l'instrument à

trois branches dont on se sert généralement, et n'en diffère guère dans sa disposition qu'en ce que le tiers supérieur de la canule, qui sert de gaîne à la pince, se prolonge au-delà des mords de celle-ci, en gouttière recourbée de bas en haut, et se termine par un bouton arrondi. L'instrument fermé (fig. 1) présente ainsi la courbure d'une sonde ordinaire, c'est-à-dire, la forme la plus appropriée à la direction naturelle de l'urèthre. Aussi son introduction se fait-elle sans peine, par le procédé généralement suivi pour le cathétérisme, alors même que le lithotriteur droit est arrêté dans sa marche, et trouve un obstacle insurmontable à son entrée dans la vessie.

M. Cruveilhier a pu constater la différence des deux instrumens à cet égard, dans deux tentatives de lithotritie que j'ai pratiquées devant ce professeur, chez M. le lieutenant-général comte Heudelet, et qui nous ont fait reconnaître la grosseur très grande de la pierre, et la nécessité de recourir à l'opération de la taille. *Le lithotriteur droit était constamment arrêté devant la prostate*, malgré l'action du doigt porté dans le rectum, et le lithotriteur courbe pénétrait dans la vessie avec la plus grande facilité.

Après son introduction dans la vessie, l'instrument que je présente s'ouvre (fig. 2) suivant le même mécanisme que l'instrument droit, et, comme la pince est droite, les manœuvres pour saisir la pierre et pour la perforer sont absolument celles qu'on met en usage avec les lithotriteurs ordinaires. Ainsi que dans ceux-ci, le foret peut avoir une tête, être simple ou offrir des développemens divers.

L'expérience m'a prouvé l'utilité du lithotriteur que je soumets à l'Académie. Je l'ai employé plusieurs fois avec succès, notamment sous les yeux de MM. les docteurs Bossion et Clot-Bey, chez un ancien conseiller au parlement de Paris, M. le baron d'Anouville, qu'à l'aide de cet instrument, j'ai débarrassé d'une vingtaine de pierres d'inégales grosseurs, et rendu à la santé, malgré ses soixante et onze ans et une constitution des plus faibles. *Les instrumens droits ne pénétraient point :* j'aurais été forcé de renoncer à la lithotritie, si j'avais été réduit à leur emploi.

Je dois faire remarquer que, pour ne point s'exposer à fatiguer la paroi postérieure de l'urèthre pendant la marche de mon nouveau lithotriteur courbe, et surtout pendant sa retraite, il est convenable de le fermer de façon que le mords le plus long de la pince corresponde à l'échancrure de la canule ; ce qui est toujours très facile.

Un instrument ayant de l'analogie avec le mien se trouve décrit et dessiné dans un ou-

vrage que M. Benvenuti a présenté, le 4 fé-
vrier, à l'Académie des sciences, et qu'il vient
de publier sous le titre d'*Essai sur la lithotritie*. Mais la lecture de ce travail et l'exa-
men de la planche qui l'accompagne m'ont
prouvé que M. Benvenuti et moi n'avons
pas eu le même but, ni suivi le même chemin.

Ce médecin ne s'est proposé rien moins que
de substituer au lithotriteur droit à trois
branches un lithotriteur courbe à quatre
branches, *dont une est formée par la canule*.
Pour moi, satisfait, quant à présent, des résul-
tats généraux que le lithotriteur droit à trois
branches me donne dans la pratique, je n'ai
eu en vue que d'en étendre l'emploi à des cas
où, jusqu'ici, il s'est trouvé inapplicable, à
ceux où la courbure de l'urèthre est très grande;
et, pour cela, je me suis borné à changer la
manière dont se termine la canule, sans rien
modifier dans la pince, et tout en conservant

à celle-ci deux qualités précieuses, que M. Benvenuti a dû sacrifier, savoir : la mobilité circulaire dans la canule, et l'égalité de force des branches.

Je n'ai pas la prétention de croire que la modification dont il s'agit ici puisse rendre le lithotriteur à trois branches applicable à tous les cas de pierre dans la vessie ; mais je dois à l'Académie et aux auteurs de cet instrument de déclarer que tel qu'il est employé généralement, sous la forme droite et avec un perforateur à tête, il est souvent d'une application très facile, et qu'il détruit quelquefois très promptement des pierres très volumineuses et fort anciennes. Voici deux faits à l'appui de ce que j'avance.

M. Mazure, d'Étampes, avait la pierre depuis plusieurs années. Divers médecins avaient jugé la lithotritie impraticable, et conseillé, pour tout traitement, l'emploi des bains et d'autres moyens adoucissans. Cependant, les besoins d'uriner étant devenus presque continuels et les douleurs intolérables, le malade vint réclamer mes soins. Je portai une sonde dans la vessie, et reconnaissant la présence d'un calcul de fort volume, j'exprimai à M. le docteur Martin, à la confiance duquel je devais celle du malade, mes doutes sur la possibilité d'une guérison par la lithotritie. Dans le but d'éclairer ces doutes, je présentai, dès le lendemain, un lithotriteur ordinaire : il se trouva trop petit pour embrasser la pierre. Je lui en substituai un qui pût s'ouvrir grandement : cette fois, la pierre fut saisie et presque aussitôt brisée par la seule pression de la pince. C'est comme si l'on eût agi sur du sucre brut. Beaucoup de débris sortirent immédiatement ; le reste fut retiré dans une seconde séance.

Le jeune Ponsart, d'Arpajon, avait été sondé, à l'âge de trois ans , par M. le professeur Boyer, qui , lui ayant trouvé la pierre, proposa de le soumettre à la taille. Les parens ne voulurent point consentir à l'opération , et l'enfant resta avec sa maladie, éprouvant parfois des douleurs extrêmement vives , et souffrant à peine dans d'autres temps , grâce au repos et aux soins les plus grands de régime. Arrivé à l'âge de quinze ans , et tourmenté par divers symptômes , particulièrement par des besoins très fréquens d'uriner , il a désiré mettre fin à cet état, et s'est fait conduire chez moi. Le lithotriteur droit à trois branches et l'instrument de M. Jacobson l'ont promptement débarrassé de sa pierre. Peu de jours après la dernière séance de lithotritie , j'ai présenté ce jeune homme aux personnes qui me font l'honneur d'assister à mes leçons *sur les maladies des organes génito-urinaires :* on a pu se convaincre de sa parfaite guérison.

J'ajouterai que chez un malade âgé de soixante-deux ans, M. Lefèvre de Chétainville, près d'Arpajon, je me suis bien trouvé, tout récemment, d'associer au lithotriteur à trois branches celui que M. Heurteloup vient de nous donner sous le nom de percuteur courbe, et qu'après avoir percé une grosse pierre en plusieurs sens avec le premier de ces instrumens, je l'ai brisée très facilement avec le second. Les principaux fragmens ont ensuite été attaqués, les uns, par le lithotriteur droit, les autres, par le brise-pierre de M. Jacobson, et tous retirés avec facilité. MM. les docteurs Miquel, Payen et Semen, de Chartres, ont été témoins de ce fait.

Je saisis cette occasion de dire qu'après avoir essayé la sonde proposée par M. Heurteloup pour retirer les fragmens de pierres arrêtées dans des vessies paresseuses ou paralysées, je continue à me servir, pour remplir

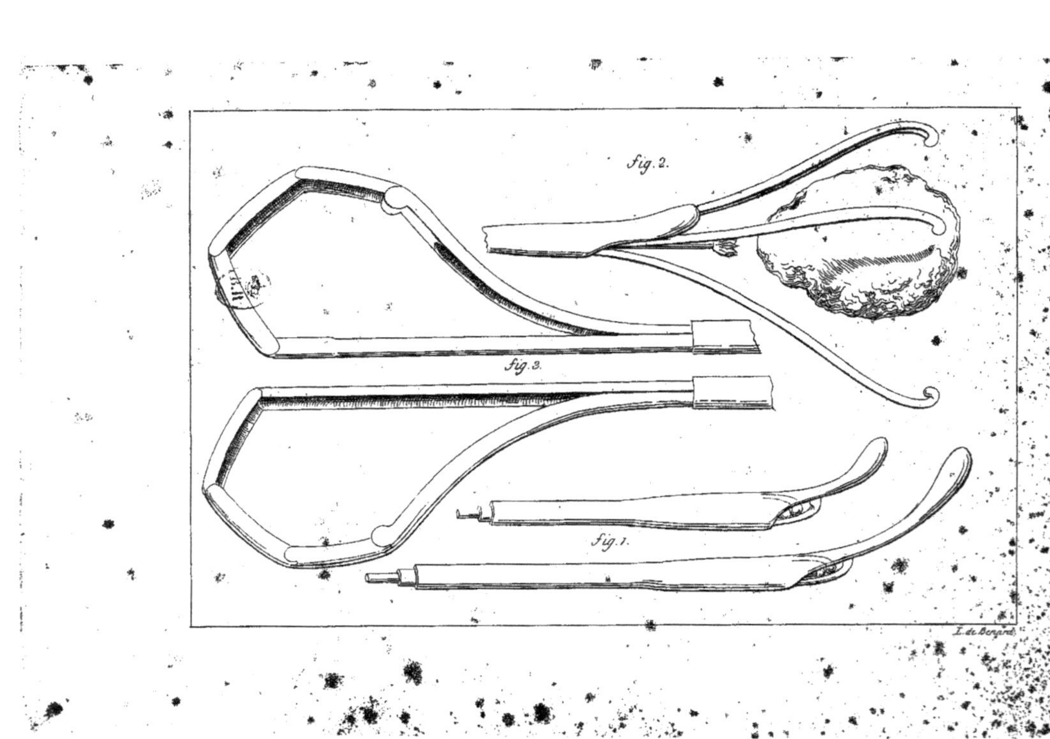

fig. 2.
fig. 3.
fig. 1.
L. de Bérard.

la même indication, du brise-pierre de M. Jacobson, auquel j'ai fait subir, dans ce but, la modification suivante : j'ai fait creuser en gouttière les deux tiges et la partie moyenne de chaque chaînon, de telle sorte qu'après avoir écrasé les fragmens de calcul, l'instrument reste chargé de détritus, et les ramène très facilement au dehors. Plusieurs médecins, entre autres MM. les docteurs Bossion et Riembault, m'ont vu faire usage de cet instrument chez deux malades atteints de paralysie complète de vessie, et chez lesquels par conséquent aucun fragment de calcul ne sortait naturellement.